RECHERCHES

SUR

L'HÉMATOZOAIRE

DU PALUDISME

FAITES

A L'HOPITAL CIVIL DE MUSTAPHA-ALGER

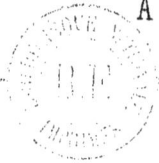

PAR

Abdelkader Ould BOUZIAN

Docteur en médecine et en chirurgie

DE LA FACULTÉ DE MONTPELLIER

Préparateur d'histologie et d'anatomie pathologique
à l'École de plein exercice de médecine d'Alger (Concours 1890)
Ex-interne titulaire de 1re classe à l'hôpital civil de Mustapha-Alger
(Concours 1888)
Lauréat du prix Poisson, Médaille d'argent (Concours 1891)
Lauréat de l'École de médecine d'Alger (1888, 1891 et 1892)
Ex-externe titulaire à l'hôpital civil de Mustapha
(Concours 1886)

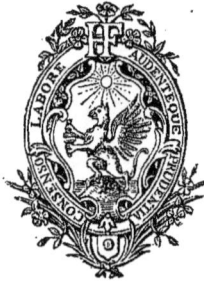

MONTPELLIER
IMPRIMERIE CENTRALE DU MIDI
(HAMELIN FRÈRES)
—
1892

RECHERCHES

SUR

L'HÉMATOZOAIRE

DU PALUDISME

RECHERCHES

SUR

L'HÉMATOZOAIRE
DU PALUDISME

FAITES

A L'HOPITAL CIVIL DE MUSTAPHA-ALGER

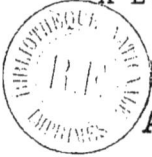

PAR

Abdelkader Ould BOUZIAN

Docteur en médecine et en chirurgie

DE LA FACULTÉ DE MONTPELLIER

Préparateur d'histologie et d'anatomie pathologique
à l'École de plein exercice de médecine d'Alger (Concours 1890)
Ex-interne titulaire de 1re classe à l'hôpital civil de Mustapha-Alger
(Concours 1888)
Lauréat du prix Poisson, Médaille d'argent (Concours 1891)
Lauréat de l'École de médecine d'Alger (1888, 1891 et 1892)
Ex-externe titulaire à l'hôpital civil de Mustapha
(Concours 1886)

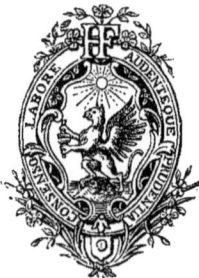

MONTPELLIER

IMPRIMERIE CENTRALE DU MIDI

(HAMELIN FRÈRES)

—

1892

A LA MÉMOIRE

DE MON PÈRE ET DE MA MÈRE

A. O. BOUZIAN.

1

A MA. FEMME

Ever the river flows to meet the sea,
Ever my dreaming flows to thine and thee.

A. O. BOUZIAN.

A MES BELLES-SŒURS

A MES BEAUX-FRÈRES

A MES NEVEUX ET A MES NIÈCES

AU DOCTEUR R. ROWAND ANDERSON

A. O. BOUZIAN.

A MONSIEUR LE PROFESSEUR TEXIER

Directeur de l'École de plein exercice de médecine et de pharmacie d'Alger

A TOUS MES MAITRES

DE L'ÉCOLE D'ALGER

ET DE LA FACULTÉ DE MÉDECINE DE MONTPELLIER

A. O. BOUZIAN.

A MONSIEUR TIRMAN

Ex-Gouverneur général civil de l'Algérie

ET

A MONSIEUR CAMBON

Gouverneur général civil de l'Algérie

Hommage de respect et de reconnaissance

A. O. BOUZIAN.

INTRODUCTION

Pendant l'hiver de 1890-91, sur les conseils de notre maître M. le professeur Sézary, nous nous proposions d'entreprendre quelques études nouvelles sur l'hématozoaire de Laveran. Il y a, en effet, quelque chose de plus à faire que la simple constatation du parasite du paludisme dans des contrées diverses. C'est pourquoi nous nous décidions à rechercher dans le sang des paludiques :

1° Les formes de l'hématozoaire qui se rencontrent avant tout traitement quinique, pour voir s'ils sont fonction d'une forme clinique particulière de l'impaludisme ;

2° Le temps nécessaire pour la disparition de toutes ces formes du parasite, après un traitement quinique approprié à l'intensité de l'infection, pour savoir scientifiquement à quel moment il faut interrompre le traitement spécifique ;

3° Les formes qui cèdent les premières et qui exigent de faibles doses d'alcaloïde, et celles plus tenaces qui persistent plus longtemps et qui exigent des doses élevées pour leur complète disparition ;

4° Au bout de combien de temps, après la disparition complète du parasite, les diverses formes réapparaissent-elles ;

noter celles qui se montrent en premier lieu et celles qui ne reviennent qu'en dernier lieu dans la circulation périphérique.

La solution de ce dernier problème, si elle était obtenue pour les différentes formes cliniques de la malaria, aurait un but pratique considérable : on saurait exactement, scientifiquement, à quel moment il faut redonner la quinine à un fiévreux pour empêcher un nouvel accès.

Ce programme, nous nous étions résolu à le suivre ; mais bientôt, dès nos premières recherches, nous nous aperçûmes que l'hématozoaire ne se rencontrait pas en hiver et au printemps, et qu'il nous fallait remettre à plus tard la solution de tous ces problèmes importants. Néanmoins, ce fait nouveau nous frappa et nous continuâmes systématiquement à observer le sang de tous les fiévreux pour démontrer surabondamment, au moyen de faits cliniques, la simple hypothèse de M. Laveran : les parasites du paludisme ont une période hivernale.

Il ne nous était pas difficile d'ailleurs de trouver des sujets pour nos recherches comparatives entre l'examen du sang fait pendant la saison froide et la saison chaude. En effet, chaque été nous assistons encore à une nouvelle épidémie de malaria, et notre hôpital, comme ceux de toute la colonie, est tellement bondé de fiévreux, que l'on est obligé d'ajouter des lits dans toutes nos salles. Ceci ne suffit pas toujours, car il est des années où l'on est forcé de créer des pavillons provisoires. En hiver, généralement, les maladies aiguës ou chroniques sont fréquemment greffées sur un paludisme récent ou de vieille date. Ainsi, notre travail était facile. D'ailleurs, nos maîtres ne négligent rien pour rendre la tâche plus aisée encore. Lors de notre première année d'internat, nous avions vu notre chef de service, M. le professeur Trabut, improviser un petit laboratoire de recherches qui suffit amplement aux besoins de la microscopie clinique. C'est dans ce petit coin de la salle Broussais que nous avons fait notre premier apprentissage de la recherche des corps de Laveran.

Le plan de ce travail est bien simple : nous ferons l'historique de l'hématozoaire de Laveran, avant de faire connaître les résultats si différents de nos observations pendant la saison froide et pendant la saison chaude.

Nous exprimons ici nos vifs sentiments de gratitude et de respect pour nos maîtres MM. les professeurs Sézary et Trabut, pour nous avoir initié à la recherche des hématozoaires et pour nous avoir encouragé à entreprendre ce travail.

Nous remercions M. le professeur Kiener d'avoir bien voulu accepter la présidence de notre thèse.

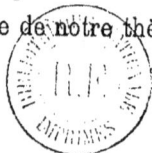

RECHERCHES

SUR

L'HÉMATOZOAIRE

DU PALUDISME

faites à l'Hôpital civil de Mustapha-Alger

CHAPITRE PREMIER

HISTORIQUE

L'histoire de l'étiologie de la malaria comprend nettement trois périodes : une première est celle qui précède les études bactériologiques. Tous les travaux de cette époque tendent à conclure que, pour qu'il y ait quelque manifestation du paludisme, il faut de la terre, de l'eau, de l'air et de la chaleur.

Avec les travaux de Pasteur naissent des théories nouvelles, et l'on attribue toutes les manifestations de l'impaludisme à un micro-organisme végétal ou animal. Mais on a eu tort de le rechercher d'abord dans le monde extérieur. Cherchez dans la terre, l'eau, l'air, vous y trouverez tout ce que vous voudrez, car chacun de ces éléments renferme tout un monde d'infiniment petits. Comment arriver, en effet, à découvrir dans la quantité considérable de microbes qui peuplent un grain de terreau ou une goutte d'eau, juste celui qui est pathogène ? Cette méthode d'investigation, qui était défectueuse parce qu'elle était longue, pénible et qu'elle aurait pu lasser des générations de chercheurs infatigables, cette méthode, dis-je, est celle qui a présidé à tous les travaux qui ont précédé la découverte de Laveran. Avec l'illustre professeur du Val-de-Grâce s'ouvre une ère nouvelle. Le Maître a compris que le problème qui consiste à trouver dans le monde extérieur la cause du délit, cultiver l'animalcule, l'inoculer à l'homme pour reproduire la même maladie, était un travail quasi impossible. Car il aurait fallu cultiver et inoculer tour à tour tout ce que l'on trouve de micro-organismes dans un marais. C'est en cherchant à élucider les causes de la mélanémie que Laveran eut le génie d'inaugurer une toute autre méthode de recherches.

Au lieu de s'adresser au monde extérieur, il est allé droit à l'homme atteint par le paludisme, et, le 6 novembre 1880, il vit le polimitus muni de grains de pigment qui s'agitait avec ses flagelles. Frerichs, Kelsch, Rindfleisch, avaient bien vu et décrit le corps n° 2, sans bras, de Laveran, mais aucun d'eux n'avait heureusement interprété ce fait d'observation tellement énorme de conséquences pour le diagnostic, le pronostic et le traitement.

La découverte de l'hématozoaire, ses formes variées, leur évanouissement sous l'influence de la quinine, éclaire du même coup toute la pathologie de la malaria. Désormais, ce seront des débris cadavériques des hématozoaires qui produiront la mélanémie. Bien que l'on ne puisse trouver toujours l'hématozoaire, du moment que sa présence est révélée, il y a lieu de conclure à la malaria.

Après la communication de Laveran à l'Académie de médecine, l'hématozoaire, très contesté jusqu'en 1887, comme nous le verrons plus loin par la citation d'un passage de Flügge, est retrouvé partout où il y a un fiévreux, à Philippeville, en Italie, en Amérique, en Russie, en Autriche, en Allemagne et jusque dans notre hôpital de Mustapha.

Néanmoins, l'hématozoaire ne fut pas constamment trouvé parce que, lorsque l'on veut faire du microscope, il ne faut jamais être pressé ni vouloir entreprendre autre chose ; il faut s'armer de patience, devenir méticuleux ou s'abstenir à tout jamais de ces sortes de recherches.

Néanmoins, quoi que dise Laveran des examens négatifs, il y a incontestablement des préparations et même des malades plusieurs fois mis à contribution qui ne présentent pas de parasites.

Nous espérons que notre travail expliquera, jusqu'à un certain point, d'une part les recherches infructueuses de ceux qui ont nié absolument l'hématozoaire ; d'autre part, le trop d'enthousiasme des observateurs plus heureux qui veulent proclamer que le microscope remplacera le thermomètre et les caractères cliniques pour dissiper tous les doutes et asseoir solidement le diagnostic.

Parmi les adversaires de Laveran, nous distinguons deux catégories : dans la première se rangent les auteurs qui n'admettent pas que les corps de Laveran soient un parasite ou des parasites ; dans la seconde se placent ceux pour lesquels l'hématozoaire n'est autre chose qu'un dérivé du globule rouge.

Pour justifier cette classification, nous citerons d'abord l'opinion de Marchiafava et Celli en 1884, bien avant qu'ils se soient entièrement ralliés aux idées de Laveran :

« Nous croyons (1), lui écrivent ces auteurs, que les formes pigmentées que vous avez décrites ne sont autres que des globules rouges dégénérés et pigmentés. »

Et Flügge n'ose-t-il pas déclarer que « Laveran a évidemment obtenu une série de formes singulières, *par suite de*

(1) Laveran, *Du paludisme et de son hématozoaire,* 1891.

fautes dans les modes de préparations. Il a certainement été trop prompt à les désigner comme une phase de développement d'un micro-organisme. Cependant *on doute encore si les granulations enclavées dans les globules sont réellement des parasites,* ou bien *si ce sont des produits de désagrégations econdaire des globules rouges naissant sous l'influence de micro-organismes encore inconnus.* Cette dernière hypothèse, fort admissible pour le moment actuel, nous ouvrirait cette perspective que nous devons nous adresser à d'autres moyens techniques pour arriver à découvrir l'agent actif de cette maladie. Enfin il faut prendre en considération la supposition que l'agent de la maladie ne doit pas nécessairement être un schizomycète, mais qu'il appartient peut-être à une autre classe de micro-organismes (1). »

Nous souhaitons au professeur de Breslau de venir comme le professeur Nepveu, pendant un été, en Algérie, de pouvoir faire une préparation de sang où se trouvent les différents corps de Laveran et d'arriver à éviter les « fautes dans les modes de préparations » qu'il attribue si gratuitement à l'éminent professeur du Val-de-Grâce. Une fois de plus, nous constatons que dans les sciences naturelles, dans les sciences d'observation, il ne faut jamais se hâter de conclure à quoi que ce soit avant l'expérience.

Avant donc que d'écrire, apprenons à penser,

mais surtout apprenons à modérer nos jugements tant que nous n'avons pas suffisamment observé.

Enfin, tout récemment encore, nous recueillons l'opinion de Hayem dans son beau livre *Du Sang* :

« Je ne me prononcerai pas, dit-il, sur un point qu'il m'a été

(1) *Les micro-organismes étudiés spécialement au point de vue de l'étiologie des maladies infectieuses,* page 201, 1887.

impossible d'étudier, mais on voit que j'incline à faire pro-
venir les corps de Laveran d'une modification des globules
rouges. »

Nous supposons que, depuis la dernière édition de son livre,
le grand hématologue a pu être convaincu du contraire, en
même temps que MM. Bouchard et Strauss.

Ici se place tout naturellement une objection d'une cer-
taine nuance : les corps de Laveran, le corps en croissant
surtout, ne sont que des images microscopiques produites
par l'association des globules rouges et visibles seulement
grâce à une mise au point complaisante. Le pigment s'éva-
nouirait au fur et à mesure que la vis microscopique éloigne-
rait l'objectif de la préparation. Telle est l'opinion de M. le
professeur Alcide Treille, d'Alger.

A cela nous répondrons d'abord par des arguments tirés
de la même source où a puisé notre Maître, c'est-à-dire de la
physique. — On ne peut accuser une mise au point complaisante puisque, en physique élémentaire, il est dit que pour
un point lumineux p d'où partent des rayons lumineux tra-
versant une lentille biconvexe il n'y a qu'un seul point con-
jugué p' déterminé par l'équation

$$p' = \frac{pf}{p-f}.$$

Inutile d'ajouter que la distance p' n'a qu'une solution, ce
qui prouve qu'il n'y a qu'une seule position p' pour laquelle
on peut obtenir une image nette. Ainsi, théoriquement déjà,
il n'y a pas deux positions de l'objectif pour voir distinctement l'image d'un objet. L'expérience de tous les jours nous
montre que nous n'avons qu'à regarder au microscope pour
nous apercevoir que, pour une même personne, il n'existe
qu'une seule position pour voir distinctement. D'ailleurs, quel-

que préparation que l'on examine, sitôt que l'on change la mise
au point, le panorama du champ microscopique change également.

Mais un argument que je considère comme très puissant
est celui-ci : je doute que l'on puisse arriver à trouver du
pigment par une mise au point, quelque complaisante qu'elle
soit, dans une préparation de sang normal ; même si les globules rouges sont crénelés, ils ne peuvent donner le change
et présenter cette pigmentation si caractéristique des corps
de Laveran.

D'autre part, puisque en microbiologie les méthodes de coloration sont un moyen précieux de diagnostic, pourquoi les
corps de Laveran fixent-ils le bleu de méthylène et ne présen-
tent-ils aucune élection pour l'éosine, à l'instar des globules
rouges ? Il me semble que des corps de même espèce devraient
avoir une élection identique.

Enfin, il suffit d'ajouter que des maîtres éminents, des
savants aussi sincères qu'illustres, ont affirmé que Laveran
a découvert un parasite réellement pathogène de la malaria.

M. le professeur Treille aurait pu cependant prendre en
considération le témoignage de nos autres maîtres de l'hôpital et de l'École, qui avaient vu l'hématozoaire de Laveran
bien auparavant, à l'occasion des études de M. Soulié, professeur suppléant.

Les adversaires d'une autre catégorie admettent bien que
Laveran a découvert dans le sang des fiévreux un vrai parasite, mais ils nient formellement que ce micro-organisme soit
pathogène.

Ainsi le docteur Roux émet très clairement son avis en
ces termes : « Je ne nie pas l'existence, dans le sang des
paludiques, des microbes qu'il a découverts et dont il a donné
le dessin dans son livre ; mais, à mon avis, aucune expérience
concluante n'a démontré que ce sont bien là les agents de la

fièvre intermittente. Or toute la question est dans ce point. Les microbes de Laveran ne sont point les premiers qu'on a trouvés et ne seront certainement pas les derniers qu'on découvrira dans le sang des paludiques. Autant d'auteurs, autant de microbes différents (1). »

Il est vrai que M. le docteur Roux a écrit cela en 1886 ; mais depuis, les expériences si concluantes de Gualdi et Antolisei (2) ne laissent plus de prise à la critique. Les injections intra-veineuses du sang d'un fiévreux ne contenant pas de corps en croissant, à un individu n'ayant aucune tare paludique, détermine chez ce dernier des accès de fièvre en tout semblables aux accès de la malaria; de plus, cette fièvre ainsi provoquée est justiciable de la quinine. D'ailleurs, on retrouve dans le sang de l'inoculé non seulement les formes d'hématozoaires introduites par l'injection intra-veineuse, mais encore des formes en croissant qui n'existaient pas dans le sang procuré pour l'expérience. Cela seul suffit.

Enfin, pour terminer avec cet historique, le professeur Nepveu, de Marseille, dans un mémoire intitulé : *Étude sur les parasites du sang chez les paludiques*, se range nettement parmi ceux qui n'admettent pas que l'hématozoaire de Laveran est pathogène. En effet, il conclut ainsi son mémoire :

« Les associations plus ou moins complexes de parasites divers, et aussi le passage de ces parasites à des phases ultérieures de développement, semblent expliquer les formes si variées du paludisme; mais jusqu'ici *il est bien difficile d'affirmer quoi que ce soit de certain sur ce point* (1). »

Peut-être croyons-nous que M. le professeur Nepveu a

---

(1) *Traité pratique des maladies des pays chauds (Maladies infectieuses)*, 1888.

(2) Cité par Laveran, *Du paludisme et de son hématozoaire*, 1891.

(3) Page 12, 1891.

trouvé trop de choses par suite de fautes dans ses modes de préparation. En tout cas, ce n'est pas en 1891 qu'il est permis de signer ces lignes pour pouvoir infirmer en quoi que ce soit les conclusions de Laveran. D'ailleurs, l'Académie des sciences vient de couronner l'œuvre de celui qui, avec Maillot, s'est le plus illustré dans l'étude de la malaria. Aussi nous pensons que la colonie doit une éternelle reconnaissance aux médecins militaires qui, après nous avoir donné une précieuse méthode de traitement pour lutter contre un climat si meurtrier, nous ont enfin éclairé définitivement sur l'étiologie de la malaria.

CHAPITRE II

OBSERVATIONS D'HIVER

A propos des cas où le diagnostic est douteux, Laveran affirme que « l'examen histologique du sang fournit, dans ces circonstances, les indications les plus utiles et permet seul d'arriver rapidement à porter un diagnostic précis ; dès qu'il a constaté la présence dans le sang des éléments parasitaires caractéristiques du paludisme, le médecin n'hésite plus, et il emploie la médication quinique avec la confiance que donne la vue nette et précise du but à atteindre, la connaissance exacte de l'ennemi qu'il faut combattre (1). »

Eh bien ! après avoir lu ces lignes, cherchez l'hématozoaire en hiver et au printemps, et vous serez étonné de ne pas le rencontrer. Il est vrai que personne n'a affirmé jusqu'ici que les parasites du paludisme doivent se rencontrer infailliblement dans la circulation périphérique de tous les paludéens. Pas plus, d'ailleurs, que l'on ne peut dire que le bacille de la tuberculose doit se trouver constamment dans les crachats. Comme nous allons le prouver par de nombreuses observations, et bien que Laveran ne croie pas aux examens négatifs, nous n'avons pu rencontrer les parasites. Il est évident que, comme lui, nous considérons comme négatives, les préparations pourvues seulement de leucocytes mélanifères.

(1) Laveran, p. xii, Introduction.

A la suite de ces faits négatifs, nous avons voulu donner une base solide, reposant sur des observations, à cette simple hypothèse émise par le professeur du Val-de-Grâce, à savoir que, « pendant l'hiver, le germe du paludisme sommeille comme font les végétaux et les animaux inférieurs ; comme ces derniers, il a sa période hibernale, et comme eux il se réveille au commencement de l'été (1). »

Nous avons constamment cherché les corps de Laveran en hiver dans les deux services de médecine où nous avons occupé les fonctions d'interne. Nos deux chefs de service nous faisaient pratiquer l'examen du sang de tous les fiévreux, le jour même de l'entrée ou le lendemain, et avant de prescrire la quinine. Nos Maîtres les examinaient eux-mêmes et ne rencontraient jamais rien ; chez quelques rares malades on trouvait un ou deux leucocytes mélanifères, mais c'était tout.

De telle sorte que M. le docteur Sézary nous conseilla de publier une note pour constater que les hématozoaires manquent pendant la saison froide. Nous avons essayé de mettre en relief ce fait d'observation en continuant nos examens en été pour pouvoir comparer les résultats obtenus.

TECHNIQUE. — Les examens étaient pratiqués le matin, avant, mais surtout après la visite. Auparavant, les prises de sang étaient faites par moi environ un quart d'heure avant l'arrivée de notre chef de service.

Pendant l'hiver de 1889, nous bordions nos préparations à la paraffine. Nous avons remarqué depuis qu'il valait mieux s'en dispenser. Car, d'une part, c'est inutile, puisque la petite quantité de sang située au pourtour de la lamelle se sèche et constitue une fermeture hermétique ; d'autre part, nous

_____

(1) *Loc. cit.*

avons remarqué qu'une fois paraffinée, si la préparation contenait des globules rouges très entassés, il était mal commode de remédier à cet inconvénient. Au contraire, sans paraffine, on peut aplatir, amincir autant que l'on veut, la mince couche de sang interposée entre lame et lamelle. M. le Dʳ Sézary préférait toujours cette manière de faire.

Ceux des malades qui présentaient des leucocytes mélanifères étaient soumis à des recherches réitérées. Il n'était pas nécessaire à chaque prise de sang de faire une nouvelle piqûre. Il n'y avait qu'à nettoyer soigneusement le lobule de l'oreille avec de l'éther, puis presser, et l'on voyait sourdre une gouttelette de sang par la seule et unique piqûre faite la veille. Nous nous sommes bien trouvé de l'usage d'une aiguille très fine, qui pénètre plus aisément; le malade ne la sent presque pas. Toutes ces précautions ne nous ont pas empêché de rencontrer des fiévreux qui se refusaient obstinément à se laisser piquer, tandis que d'autres, au contraire, très complaisants, considéraient nos piqûres comme un traitement curatif. L'un d'eux nous demandait un jour de lui faire sortir la fièvre par l'oreille.

C'est pendant l'hiver 1889 que nous nous sommes aperçu que l'éosine colorait les globules rouges et laissait les globules blancs intacts, par le simple procédé suivant : Après avoir recueilli une goutte de sang, comme d'habitude, sur la lamelle, nous ajoutions sur celle-ci une petite goutte de la solution d'éosine. Avec une tête d'épingle, on fait rapidement un mélange aussi intime que possible. On examine ensuite la préparation ainsi faite.

Néanmoins, nous avons pratiqué nos examens sans coloration aucune.

Ceux de nos rares malades chez lesquels nous découvrions des leucocytes mélanifères étaient soumis à des examens ré-

pétés. Mais c'était en vain. A part quelques leucocytes mélanifères, nous ne trouvions rien autre.

Nous signalerons parmi nos malades quelques nègres, qui
ne sont point réfractaires au paludisme, comme on a voulu le
supposer.

Nous avons également observé des Marocains très bronzés,
qui sont intermédiaires, qui constituent un passage entre la
race noire et la race blanche proprement dite. Tous les Mog-
ghrebins qui immigrent en Algérie pour venir travailler aux
voies ferrées, arrivent dans nos hôpitaux avec un visage
boursouflé, anémié, présentant une anasarque très marquée.
L'immunité de certaines races n'a jamais existé qu'en théorie. En pratique, en clinique, c'est tout autre chose.

Beaucoup de nos fiévreux sont surtout des Européens, prin-
cipalement des ouvriers français, qui, pour leur premier séjour
en Afrique, choisissent la saison d'été, l'époque des vendan-
ges, et les endroits les plus fiévreux, c'est-à-dire Oued-el-
Aleugh, l'Arba, Staouéli, Maison-Carrée, la Réghaïa, l'Alma,
etc.

Il serait à désirer que le gouvernement général publiât
pour ces pauvres diables d'immigrants une carte de l'Algérie,
où l'on marquerait d'un point rouge les localités où la malaria fait le plus de ravages. On éviterait jusqu'à un certain
point ce spectacle navrant qui se présente souvent au bureau
des entrées, lorsque le père, la mère et plusieurs enfants arrivent minés par le paludisme.

A propos des malades d'hiver, et avant de citer leurs observations, nous signalerons le malade nommé Sénac, qui
entre dans le service de M. le docteur Sézary le 9 décembre.
C'est le seul malade chez lequel, avant cet hiver dernier,
nous avons pu observer des corps en croissant. Il occupe le
n° 5 de la salle Laennec D et entre avec le diagnostic de
malaria tierce, jours impairs, accès à neuf heures du matin.

La première invasion de malaria a eu lieu à Maison-Carrée, où Sénac réside depuis huit ans.

Pendant deux jours, ce malade n'a pas autre chose que du vin quinique, formulé à la dose de 3 grammes de chlorydrate de quinine pour un litre de vin blanc doux. Au bout de quatre jours, on ne trouve plus rien. Nous ne nous doutions guère que la faible dose de quinine contenue dans un verre à bordeaux de cette préparation pût faire disparaître les corps en croissant au bout de quatre jours.

Nous pouvons interpréter cette disparition du corps n° 1 au 13 décembre, en joignant ce fait d'observation aux examens négatifs de sang. Car Laveran et les auteurs qui ont trouvé son hématozoaire s'entendent bien pour conclure que le corps en croissant persiste, malgré plusieurs séries de quinine dont chaque dose peut atteindre un gramme et même un gramme et demi. Pour nous, il nous semble évident que, si le sang de Sénac a perdu ses croissants, c'est surtout parce que c'était la saison où ces sporozoaires devaient naturellement disparaître de la circulation périphérique. C'était une simple coïncidence.

Nous avons revu ce malade intéressant, quinze jours après sa sortie de l'hôpital, dans le service de M. le docteur Battarél. Il accusait des accès de fièvre quotidienne revenus depuis cinq jours. Il nous a été permis de faire une prise de sang et nous n'avons encore pu rien rencontrer. M. Laveran a beau douter de quelques examens négatifs des autres auteurs, nous croyons qu'il est permis à celui qui a vu les différentes formes de l'hématozoaire et qui n'en trouve pas, après un examen consciencieux, de pouvoir affirmer qu'une préparation est négative.

C'est d'ailleurs le seul malade qui ait présenté à la fin de l'automne des laverania.

Avant de citer nos observations, choisies parmi des centai-

nes d'autres, nous ferons remarquer que l'hiver de l'année
1890-91 a été exceptionnel, puisque la neige est tombée pendant plus de quatre jours, et qu'elle a persisté sur le sol d'Alger pendant une semaine.

OBSERVATIONS

Obs. 1.— Le nommé Jacob (Arthur), âgé de vingt-sept ans,
forgeron, Français, habite Hussein-Dey, où il est établi depuis
deux ans ; la première invasion de malaria date de son premier séjour dans cette localité. Il entre le 7 janvier 1891 à la
salle Pasteur, où il occupe le n° 7, pour une malaria récidivée
depuis quatre jours ; les accès sont irréguliers pour le jour
mais présentent leur paroxysme à deux heures de l'après-
midi. La rate n'est pas trop grosse, mais le teint est celui
d'un fiévreux cachectique.

Les examens sont pratiqués le 8 janvier, on ne trouve rien.
La prise de sang a été faite le matin pendant l'apyrexie.

Obs. 2. — Bonaparti (Louis), quarante-cinq ans, vannier,
Français, prend les fièvres à Baba-Hassen, il y a un mois
pour la première fois ; le 27 janvier 1891, il entre à la salle
Pasteur, y occupe le n° 15, pour une malaria quotidienne
venant à neuf heures du matin. Auparavant, ce malade était
en France. La quinine a été prise irrégulièrement. Ce fiévreux
a pris une purgation et un vomitif avant son entrée à l'hôpital.
Il lui a été prescrit une dose de quinine il y a quatre jours.

Le 28, examen négatif du sang. Le malade est au début
d'un accès.

Obs. 3. — Belkassem ben Mohammed, trente-cinq ans, journalier, musulman, Marocain, entre le premier janvier à la salle Pasteur, y occupe le lit n° 16 ; il est atteint d'une malaria nettement tierce, mais venant à une heure irrégulière ; la première invasion date d'un séjour à Boufarik. Actuellement les fièvres l'ont repris depuis cinq jours. Ce malade n'a pas pris de quinine depuis un mois.

Le 3 janvier, prise de sang au début du state de chaleur. L'examen est négatif. Néanmoins nous remarquons de petites granulations très réfringentes, sans pigment, sphériques, ayant 2 μ environ de dimension. A part cela, rien autre à signaler.

Obs. 4. — Galant (Régis), vingt-huit ans, journalier, Français, vient de Aïn-Bessem, avant à Mouzaïa-les-Mines. En Algérie depuis quatre ans, avant en France. La première invasion date de son arrivée à Mouzaïa, il y a quatre ans. Rechute il y a un an. Depuis, la fièvre revient et disparaît tour à tour irrégulièrement. Le 10 janvier 1891, ce malade entre à la salle Pasteur, n° 19, pour une malaria tierce venant les jours impairs à huit heures du matin. Le 11 janvier, un accès est constaté pendant la visite. Le malade n'a pris qu'un gramme de quinine il y a trois jours.

L'examen du sang est immédiatement pratiqué, et l'on ne trouve après une minutieuse recherche que de rares leucocytes mélanifères. Corpuscules réfringents.

Le 12 et le 13, examens négatifs.

Obs. 5. — Buadès (Joseph), n° 21, salle Pasteur, vingt-cinq ans, journalier, Espagnol, habitant de Mustapha, entre le 4 décembre 1890 pour malaria irrégulière pour le jour et pour l'heure, contractée à la Réghaïa il y a un an. Rechute depuis cinq jours.

Le malade n'a pas pris de quinine, et l'examen du sang pratiqué au début d'un accès (stade de chaleur) ne donne rien comme résultat.

Obs. 6. — Sider (Salvador), nº 25, salle Pasteur, trente-deux ans, cultivateur, Français, habite depuis vingt-deux ans Affreville, où il a pris les fièvres depuis dix-huit ans.

Ce malade présente un visage œdématié, un teint terreux ; la rate est grosse, le foie est hypertrophié. Albumine dans les urines, anasarque. Pleurésie avec épanchement abondant dans la plèvre droite. M. le docteur Soulié a envoyé ce malade à l'hôpital pour y subir l'opération de l'empyème. Cette intervention a lieu le 23 janvier 1891 dans la salle Pasteur. Un pus très épais, jaunâtre, coule par l'ouverture ainsi pratiquée.

Pour ce cas de cachexie profonde, l'examen dn sang a été pratiqué sans résultat à plusieurs reprises.

Obs. 7. — Bardin (J.-B.), nº 30, salle Pasteur, trente-six ans, cultivateur, Français, a eu une première invasion de paludisme à Zéralda, il y a cinq mois ; au bout de deux mois, les accès ont disparu, après un traitement quinique suivi très irrégulièrement, parce qu'on lui avait dit que la quinine faisait enfler. — Actuellement, il y a huit jours qu'il est repris d'une malaria quotidienne ; pas de quinine depuis trois mois. Entre ¡e 6 janvier à la salle Pasteur ; le 8, accès à onze heures et prise de sang.

Résultat négatif. Ici encore, je note ces petites sphères très réfringentes.

Obs. 8. — Garcia (Raymond), nº 35, salle Pasteur, cinquante-quatre ans, cultivateur, Espagnol, a pris les fièvres à Sidi-Ferruch, il y a un an, les a gardées pendant vingt jours. Rechute depuis huit jours. N'a pris que des purges et de l'eau de Vichy, conseillées par un pharmacien. Le 27 janvier, à cause de l'accès violent qu'il subit à dix heures du matin, on fait une injection sous-cutanée d'un gramme de quinine. Auparavant prise de sang. Le lendemain, même prescription.

Nous ne trouvons aucune forme de l'hématozoaire.

Obs. 9. — Deschamps (Louis), n° 41, salle Pasteur, cinquante-six ans, maçon, Français, demeurant à Alger actuellement, entre le 18 janvier 1890 pour cachexie palustre, bronchite chronique et emphysème. La première invasion de malaria a eu lieu à Bône il y a douze ans ; il y a quatre ans, il eut une rechute à Palestro. La rate est grosse et un peu sensible. Traitement quinique, teinture d'iode sur la rate.

Prise de sang le 19 pendant l'apyrexie, néant.

Obs. 10. — Dorrinier (Jean), n° 1, Laennec D., vingt-six ans, charpentier, Français, demeurant à Maison-Carrée, entre le 14 février pour une broncho-pneumonie ; ce malade est en même temps atteint d'une cachexie palustre. La première invasion remonte à huit ans à Maison-Carrée. Depuis, il n'a pas quitté cette ville.

Le 15 février, examen du sang, lorsque la température est à 39°5; on ne remarque aucune des formes de l'hématozoaire du paludisme.

Obs. 11. — Duc (Damien), n° 1, salle Laennec D, cinquante-six ans, garçon de café, Italien, réside depuis huit jours à Alger; avant il exerçait sa profession à Boufarik. Il entre le 3 mars 1891 pour une bronchite aiguë accompagnée d'embarras gastrique et de malaria quotidienne à heure irrégulière. Le 5 mars, prise de sang au moment du stade de chaleur. L'examen ne révèle rien autre que ces petites boules réfringentes.

On prescrit 1 gr. 50 de quinine pendant trois jours consécutifs. L'effet de la quinine se fait sentir dès le quatrième jour.

Obs. 12. — Mohamed ben Ali, n° 2, Laennec D, vingt-six ans, journalier, musulman, demeurant à Maison-Carrée depuis trois ans ; il entre à l'hôpital le 11 mars pour une broncho-pneumonie pseudolobaire droite. C'est en même temps un fiévreux à teint cachectique. La première invasion date de dix ans et a eu lieu à Bougie. La rate est énorme. Cette broncho-pneumonie est remarquable, comme plusieurs pneumonies observées par M. le docteur Sézary, en ce que l'expectoration est en discordance avec l'auscultation. Les crachats de plusieurs de ces malades ont été dépourvus de crachats rouillés ; la température même n'était pas celle de la pneumonie. Nous ne faisons que signaler à propos de ce malade cette forme fruste de pneumonies.

L'examen du sang a été pratiqué le 12, le 13 et le 16 mars. Nous n'avons trouvé qu'un seul leucocyte mélanifère.

Traitement : 1 gr. 50 de quinine trois jours de suite : le 12, le 13 et le 14.

Obs. 13. — Hamed ben Embarek, n° 22, salle Pasteur, vingt-cinq ans, terrassier, musulman ; entre le 24 avril pour malaria contractée à Ménerville il y a un an. N'a pas eu de fièvre ni de quinine depuis dix mois. Actuellement, il rechute depuis six jours, il n'a pas pris de quinine encore. Le 25 avril, l'examen du sang est pratiqué pendant l'apyrexie. Le résultat est négatif.

Obs. 14. — Santa-Maria (Joseph), n° 25, salle Pasteur, soixante-huit ans, terrassier, Espagnol, demeurant à Maison-Carrée depuis douze ans. Il entre le 24 avril pour une pneumonie de la base droite, qui est anormale en ce qu'elle ne se révèle ni par le crachoir, ni par la courbe. C'est un cachectique. L'examen du sang ne révèle rien. Pourtant les injections de quinine ont une action efficace sur la température. La courbe présente des ascensions et simule de loin une courbe de fièvre intermittente.

Obs. 15. — Vidal (Thomas), n° 32, salle Pasteur, trente ans, journalier, Espagnol; a pris les fièvres à Maison-Carrée il y a cinq ans. Il y demeure encore. Rechute depuis cinq mois. Ce malade entre le 18 mars pour une cachexie palustre très prononcée. Le 19 mars, examen du sang pendant l'apyrexie; pas de corps en croissant; le malade n'a pas pris de quinine depuis environ deux mois.

Obs. 16. — Suffrin (Auguste), n° 33, Pasteur, quarante-trois ans, boulanger, Français, demeurant actuellement à Mustapha; a pris les fièvres à Staouéli il y a dix-huit mois; rechute depuis quatre jours. Il a pris avant son entrée une purgation et une potion de quinine, qu'il a vomie. A son entrée, le 29 mars, prise de sang. Néant comme corps de Laveran. Pourtant malaria tierce. J. I. 9 H. M.

Obs. 17. — Aguzzi Romolli, n° 33, salle Pasteur, vingt-trois ans, journalier, Italien, a pris les fièvres à Zéralda, il y a dix mois; rechute depuis huit jours. Pas de quinine depuis cinq mois.

Il entre le 24 avril; prise de sang le 25 avril au matin. On ne découvre rien.

Obs. 18. — Ahmed ben Gassem, n° 16, salle Pasteur, quarante-deux ans, terrassier, musulman; il a pris les fièvres au Fondouk, il y a cinq mois. Depuis trois mois, rechute de malaria; celle-ci est quotidienne et les accès ont lieu à huit heures du matin.

Il entre le 29 mai 1891, et, le 30, examen du sang. On rencontre quelques rares leucocytes mélanifères seulement. Cependant nous avions un fiévreux à grosse rate et avec de l'anasarque.

Telles sont quelques observations parmi celles que nous avons recueillies cet hiver dans le service de M. le docteur Sézary.

M. le docteur Trabut nous a permis d'affirmer que, lorsque nous étions son interne, nous avons examiné le sang de plus de vingt fiévreux différents, du mois de janvier au 1er juin, sans rencontrer autre chose que des leucocytes mélanifères.

CHAPITRE III

OBSERVATIONS D'ÉTÉ

Nous comptions retrouver l'hématozoaire en juin et en juillet, mais ce n'est que le 12 août que nous avons eu cette bonne fortune. Nous avons pratiqué l'examen du sang d'un moribond dont le diagnostic était incertain, car il était dans le coma, et de temps en temps il présentait des convulsions épileptiformes. La température était de 40°5. Pour ce cas, je piquai hardiment dans la rate hypertrophiée et je trouvai, pour la première fois en été, des corps en croissant plus ou moins arqués ; la plupart étaient classiques, mais j'en ai rencontré un dont le pigment était à l'une des extrémités du corps en croissant. Nous avons constaté également des corps sphériques presque de la dimension d'un globule sanguin, avec du pigment au centre. Certains de ces corps, n° 2, sans flagelle, avaient un pigment doué de mouvement brownien. Ces parasites, cueillis dans la rate, étaient en quantité considérable dans chacune de mes préparations. Le traitement quinique fut institué à dose massive, 2 grammes en injection, puis 1 gr. 50 en injection les deux jours suivants. Disparition du coma. Mais on retrouve les parasites vingt jours après. Le vingt-cinquième jour, on ne retrouve plus rien.

Les préparations ont été montrées à notre ami, M. Léon Cochez, puis à notre professeur, M. le docteur Ramakers.

A partir de ce jour, nous n'avions qu'à cueillir du sang pour voir des hématozoaires.

C'est à propos de ce malade que nous avons essayé de fixer et de colorer les parasites du paludisme. Nous avons remarqué que l'acide osmique donnait de meilleurs résultats que l'alcool et l'éther mélangés.

Nous avons coloré par la méthode de Chenzensky, mais avec peu de succès. La coloration au rouge d'aniline nous a mieux satisfait.

Les malades que nous avons observés en été avaient des fièvres intermittentes quotidiennes, tierces, quartes, pseudo-continues. Les accès comateux, algides, ne nous ont pas manqué. Nous avons eu également des paludéens ayant en même temps de l'ictère.

En été, nous avons piqué plus aisément dans la rate, parce que nous avions des sujets qui avaient cet organe très hypertrophié.

C'est en été aussi que nous avons, pour la première fois aussi, piqué un nouveau-né au douzième jour. Nous avons rencontré des corps en croissant et des corps n° 2 sans flagelles.

Depuis longtemps, la question du paludisme congénital était une chose probable ; à partir de cette observation, nous prouverons que la mère peut donner la malaria à son enfant. En effet, les parasites décrits par Laveran ne sont plus arrêtés par le filtre placentaire, pas plus, d'ailleurs que la bactérie charbonneuse et le microbe de la variole.

OBSERVATIONS

Obs. 1. — Ismaïn ben Mohammed, célibataire, âgé de quarante ans, né à Birkadem, terrassier, entre à la salle Broussais le 11 août 1891 ; il occupait le lit n° 22.

Ce malade arrive sans connaissance avec convulsions épileptiformes.

Le 12 août, prise de sang, on trouve les corps n° 1 et les corps n° 2 sans flagelles ; pas de leucocytes mélanifères.

Obs. 2. — Mohammed ben Lomri, n° 33, salle Broussais, entre à l'hôpital le 19 août 1891. Journalier, âgé de seize ans, né à Sidi-Khaled, près de Biskra.

Deuxième invasion à Sidi-Khaled, il y a deux ans. Malaria quotidienne 2 H. S. Il est entré, à deux reprises différentes, à l'hôpital civil, d'abord à Laennec, où il est arrivé dans le coma.

Actuellement, à la salle Broussais, le 26 août, nous constatons des corps en croissant. Ce malade sort après quatre jours de traitement. Rate grosse, teint cachectique.

Obs. 3. — Monat (Eugène), n° 7, salle Pasteur, âgé de vingt-six ans, célibataire, charron, né à Cosnac (Corrèze), entré le 9 septembre 1891.

En Algérie depuis un mois. Il a toujours habité Jéralda ; il y a pris les fièvres depuis quinze jours. Il arrive avec une malaria quotidienne à 3 H. S. Jamais il n'avait eu de fièvres auparavant.

Examen du sang le 9 septembre. Corps n° 2 sans flagelles.

Obs. 4. — Sutra (Charles), n° 10, salle Pasteur, céliba-

taire, journalier, vingt-trois ans, né au Cap Matifou. Entre à
l'hôpital le 7 septembre 1891.

En Algérie depuis sa naissance. Il a habité Maison-Carrée
depuis quinze ans. A eu les fièvres dès son jeune âge. Il
entre actuellement pour une malaria irrégulière pour le jour,
mais venant à 4 H. S. Rate douloureuse.

Prise de sang le 9 septembre 1891. Corps en croissant,
corps kystiques n° 2 sans flagelles.

Obs. 5. — Delsol (Guillaume), n° 9, salle Pasteur, trente-
cinq ans, célibataire, cultivateur, né à Terrasson (Péri-
gueux). Entre à l'hôpital le 14 août 1891 pour fièvre tierce
5 H. S.

En Algérie depuis trois ans. Habite pendant tout ce temps
Maison-Carrée, y prend les fièvres depuis six mois. Teint
cachectique. Râle douloureux.

Ce malade n'a jamais pris de quinine six mois avant son
entrée à l'hôpital.

Prise de sang le 9 septembre 1891, au début d'un accès.
Corps kystiques n° 2 sans flagelles, corps en croissant.

Obs. 6. — Lacombe (Antoine), n° 50, salle Pasteur. Célibataire, journalier, âgé de dix-neuf ans, né à Saint-Didier
(Haute-Loire), entre à l'hôpital le 4 septembre 1891 ; on
l'oublie dans la cave pendant vingt-quatre heures. Au bout
de ce temps, on trouve ce malade dans le coma. Prise de
sang le 10 septembre 1891 : on trouve des corps en croissant,
des corps kystiques sans flagelles, des corps flagellés. C'est
M. le docteur Trabut qui nous a montré ces derniers. Les
parasites sont en quantité considérable même après une dose
de 2 grammes de quinine en injection répétées trois jours
consécutifs. Ce malade est un fiévreux tout nouvellement
touché depuis vingt jours.

Le 14 septembre, on ne trouve plus les corps flagellés ni les corps en croissant.

Obs. 7. — Couvillat (Jules), n° 38, salle Pasteur, célibataire, maçon, trente-trois ans, né à Saint-Hilaire (Creuse). Entre à l'hôpital le 31 août pour une malaria quotidienne 9 H. M.

En Algérie depuis quatre ans et demi. En mai 1889, à Oued-El-Aleng, il est atteint pour la première fois de malaria. Huit jours avant son entrée à l'hôpital, il travaillait à Staoueli.

Le 10 septembre 1891, examen du sang. Le malade est au stade de sueur. Corps kystiques nombreux.

Obs. 8. — Bénéjean (Constant), n° 7, salle Provisoire. Trente-six ans, pêcheur. Entre à l'hôpital le 18 août 1891.

Né à Alger, prend les fièvres à Aïn-Taya en août 1890. Au mois de juillet 1891, rechute de malaria irrégulière. Teint cachectique.

Le 21 septembre, prise de sang. On trouve toutes les formes de l'hématozoaire avec les flagelles.

Obs. 9. — Abdelouahed ben Ali, âgé de trente-cinq ans, né à Oued-eddra, près de Moz-Kita (Merakeuch), journalier, travaillant pour l'agent-voyer de Boudouaou. N'a pas pris de quinine depuis un an. Grosse rate. Teint cachectique, un peu d'œdème au visage. Il vient à la consultation le 29 août, où une prise de son sang nous révèle des corps kystiques sans flagelles.

La première invasion avait eu lieu à la Chiffa, en travaillant à la voie ferrée il y a un an en août 1890. Il accuse une malaria quarte 4 H. S.

Obs. 10. — Perrot (Casimir), trente-sept ans, né à Ville-Dieu, près de Vendôme (Loir-et-Cher), terrassier, vigneron.

Ce malade n'a pas pris de quinine depuis l'année dernière. Il se présente à la consultation le 29 août. L'examen du sang, le 29 août 1891, nous donne des corps ovalaires avec couronne de pigment et des corps en croissant.

Première invasion, il y a sept ans, à Maison-Carrée. Au bout de huit jours d'hôpital, il rentre en France.

Deuxième invasion à Montélimar, il y a un an. Durée de huit jours. Malaria quotidienne à une heure irrégulière.

Troisième invasion à Zéralda, depuis le 22 août. Malaria quotidienne à 8 H. M.

Obs. 11. — Fred (Bernardin), n° 19, salle Provisoire, trente-quatre ans, charretier, demeurant à Marengo, depuis cinq mois, y prend les fièvres pour la première fois et entre à l'hôpital le 18 août 1891, pour une malaria nettement tierce 4 H. S. Le 19 août, l'examen du sang est fait, et je trouve des corps de Golgi en rosace très caractéristique. Le 28 août, nouvel examen, mais négatif.

Obs. 12. — Ciple (Joseph), n° 3, salle Broussais, en Algérie depuis trois mois seulement. Il prend les fièvres pour la première fois à Maison-Carrée, depuis nn mois et demi. Le 15 août, il entre à l'hôpital pour une malaria tierce 3 H. S.

Le 17 août, l'examen du sang est fait après une dose de quinine. Nous trouvons beaucoup de croissants et des corps kystiques sans flagelles.

Obs. 13. — Djilali ben Abdallah, n° 37, salle Provisoire, trente-cinq ans, journalier ; la première invasion remonte à dix ans, à Bougie. Depuis quinze jours, il est de nouveau pris d'accès quotidien à 4 H. S. Il vient actuellement de l'Arba ;

il y a huit jours, il a pris une seule dose de quinine. Depuis, pas de quinine.

Il entre le 24 septembre 1891, et le 25 septembre on examine son sang qui contient des croissants.

Obs. 14. — Abdallah ben Mohammed, n° 34, salle Provisoire, quarante ans, journalier, n'a jamais eu de fièvre auparavant. Il y a quinze jours seulement qu'il a été atteint de paludisme. Il n'a jamais pris de quinine. A son entrée à l'hôpital, le 23 septembre, l'examen du sang est positif. On trouve des corps kystiques sans flagelles et des corps ovalaires.

Nous avons regretté d'être obligé de terminer ce travail pour la fin de septembre 1891, car l'époque a été très favorable pour l'observation des différentes formes de l'hématozoaire. Mais il n'était pas nécessaire de multiplier outre mesure les observations positives pendant la saison chaude, puisque tous les auteurs qui ont découvert le parasite dans des pays différents ont fait leur recherche à la belle saison.

Mais nous aurions ardemment désiré, nous qui avons découvert des corps en croissant chez un nouveau-né dont la mère était tellement cachectique qu'elle a succombé peu de temps après son accouchement, continuer ces recherches. Nous regrettons vivement d'avoir été obligé de remettre à un autre moment la publication d'un mémoire sur le paludisme congénital. On ne peut tout à la fois préparer de nombreux examens et faire des travaux originaux. Comme pour le sédiment qui constitue quelques terrains géologiques, il faut de longues années d'observation avant de pouvoir constituer une œuvre scientifique durable. Néanmoins, cette simple observation positive nous permet d'anticiper sur les recherches ulté-

rieures et d'admettre qu'il existe chez le fœtus des accès de
malaria pendant la vie intra-utérine. De plus, dans les cas
d'avortement, chez les paludiques, le fœtus ne meurt pas par
la quinine absorbée par la mère, mais au contraire par le man-
que absolu de quinine ou bien par l'insuffisance de la dose.

Les travaux de Danilewsky, sa découverte de sporozoaires
ressemblant beaucoup aux hématozoaires de Laveran, le mémoire de M. Delamotte sur des observations de fièvre maligne
chez les bœufs français débarqués en Algérie, m'ont poussé
à examiner le sang de la rate des bœufs de Maison-Carrée.
MM. les professeurs Sézary et Rey ont eu la bienveillance
de nous faciliter l'accès de l'abattoir d'Alger.

Nous avons examiné, grâce à l'obligeance de M. Mantout,
une vingtaine de rates sans y trouver autre chose que quelques leucocytes mélanifères.

CONCLUSIONS

Quelles sont les conclusions qui paraissent ressortir le plus nettement de notre travail :

1° C'est qu'en hiver et au printemps les corps n° 2, avec flagelles et sans flagelles, ainsi que les corps en croissant, les corps de Golgi, ne se rencontrent pas dans le sang des malades que nous avons examinés pendant deux hivers, un premier semestre passé dans le service de M. le professeur Trabut, l'autre semestre passé dans le service de M. le professeur Sézary ;

2° Conséquemment, si l'hématozoaire de Laveran, trouvé dans le sang d'un individu, permet d'affirmer qu'il y a chez ce dernier une infection paludique, ce signe diagnostic perd beaucoup de sa valeur en hiver et au printemps, puisqu'on ne trouve rien, sauf quelques rares leucocytes mélanifères que l'on ne rencontre pas chez tous les paludiques ;

3° Nous croyons avoir apporté un fait d'observation qui est une preuve à l'appui de la théorie du paludisme congénital. Nous croyons même probable le fait de malaria pendant le dernier mois de la vie intra-utérine;

4° Nous tendons à penser également qu'un jour ou l'autre l'on découvrira les hématozoaires du paludisme dans le sang des bœufs qui vivent dans les marécages fiévreux ;

5° Les auteurs qui sont restés longtemps sans croire à l'existence des hématozoaires avaient observé en hiver ou au printemps; ceux plus heureux, et aussi plus enthousiastes,

qui ont rencontré abondamment les différentes formes de l'hématozoaire, avaient observé pendant la bonne saison. Nos
recherches expliquent pourquoi, parmi les auteurs les plus
consciencieux, il y a eu pendant longtemps deux camps op-
posés ;

6° Enfin, nos recherches négatives pendant la saison froide
viennent expliquer pourquoi, en hiver et au printemps, la
malaria est moins fréquente et moins meurtrière.

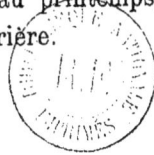

www.ingramcontent.com/pod-product-compliance
Lightning Source LLC
Chambersburg PA
CBHW071347200326
41520CB00013B/3126